Self-System Therapy for Depression
Client Workbook

抑郁症的自我系统疗法
来访者工作手册

[美]

卡里·M. 埃丁顿（Kari M. Eddington）
蒂莫西·J. 施特劳曼（Timothy J. Strauman）
安杰拉·Z. 菲特（Angela Z. Vieth）
格雷戈里·G. 科尔登（Gregory G. Kolden）

／著

单炎炎　严舒雅／译　　贾艳滨／审校

中国轻工业出版社

图书在版编目（CIP）数据

抑郁症的自我系统疗法：来访者工作手册／（美）卡里·M. 埃丁顿（Kari M. Eddington）等著；单炎炎，严舒雅译. —北京：中国轻工业出版社，2023.10

ISBN 978-7-5184-4347-5

Ⅰ . ①抑…　Ⅱ . ①卡…　②单…　③严…　Ⅲ . ①抑郁症－治疗－手册　Ⅳ . ①R749.405-62

中国国家版本馆CIP数据核字（2023）第130796号

版权声明

责任编辑：孙蔚雯

策划编辑：孙蔚雯　　　　　责任终审：张乃柬

责任校对：刘志颖　　　　　责任监印：吴维斌

出版发行：中国轻工业出版社（北京东长安街6号，邮编：100740）

印　　刷：三河市鑫金马印装有限公司

经　　销：各地新华书店

版　　次：2023年10月第1版第1次印刷

开　　本：850×1092　1/16　印张：7

字　　数：58千字

书　　号：ISBN 978-7-5184-4347-5　定价：38.00元

读者热线：010-65181109，65262933

发行电话：010-85119832　传真：010-85113293

网　　址：http://www.chlip.com.cn　http://www.wqedu.com

电子信箱：1012305542@qq.com

如发现图书残缺请拨打读者热线联系调换

220262Y2X101ZYW

译 者 序

治疗师在工作中可能会遇到这样的来访者，他们总是对自己感到不满，生活中没有动力和目标，或者在某些地方有完美主义倾向，总之，他们因为对自己要求过高而总是感到沮丧和懊恼。这些都可能是自我调节出问题的症状，而自我调节障碍是抑郁症的可能的致病原因之一。《抑郁症的自我系统疗法——治疗师指南》（*Self-System Therapy for Depression: Therapist Guide*）及其配套的《抑郁症的自我系统疗法——来访者工作手册》（*Self-System Therapy for Depression: Client Workbook*）可以帮助治疗师与这些来访者一起工作。

目前，中国迫切需要能够有效治疗抑郁症的精神卫生从业人员。根据《心理健康蓝皮书：中国国民心理健康发展报告（2019—2020）》，2020年我国青少年轻、重度抑郁症的检出率有近1/4，一些孩子长期处于情绪低谷（侯金芹，陈祉妍，2021）。据世界卫生组织估计，中国大概有5400万人患有抑郁症。令人揪心的是，相比于较高的患病率，抑郁症的识别率和治疗率明显不足。2021年《柳叶刀·精神病学》（*The Lancet Psychiatry*）发表的最新数据显示，在患抑郁症的受访者中，仅有9.5%的人接受过精神健康或心理健康相关服务，且仅有0.5%的人得到了充分的治疗。可见，开展有效的抑郁症心理治疗项目无疑是中国当前面临的一项重要挑战。而从自我调节入手是一个非常好的方向。

2019年，我们首次从美国杜克大学的蒂莫西·J. 施特劳曼（Timothy J. Strauman）教授那里了解到了自我系统疗法。这种疗法是专门为抑郁症患者设计的，已经被美国心理学协会评定为治疗抑郁症的有效疗法之一。临床研究表明，它与认知行为疗法（抑郁症治疗的"金标准"）效果相当。而且，对于那些长期对自己不满的抑郁症患者来说，这种疗法比认知行为疗法更有效。自我系统疗法可以帮助抑郁症患者全面深入地了解其症状的来源、自己的目标和期望，并增强追求目标的动力和能力，修复自我调节问题，从而有效地减轻抑郁症症状。除此之外，由于自我系统疗法能够修正来访者的不合理期待，帮助来访者设定现实可行的目标，因此它对于有完美主义倾向的抑郁症患者特别有效。

自我系统疗法的优势在于其短期性和结构性。我国暨南大学附属第一医院精神心理科进行的实践表明，抑郁症患者经过 20 ~ 25 次自我系统疗法治疗后，对自己以及对如何实现目标有更清晰的认识，同时其症状因理想自我与现实自我之间差距的缩小也得到显著改善。自我系统疗法的结构非常清晰，它为每一次治疗会谈提供了明确的指导、配套的工作表和家庭作业，非常容易理解和使用。这种疗法不仅能改善焦虑症状和人际关系，还能帮助来访者增强问题解决能力和目标追求能力。

一名接受过自我系统疗法治疗的抑郁症患者告诉我们，在接受自我系统疗法的治疗前，她并不确定自己想要什么样的生活。她只知道她总是对自己感到失望，妄自菲薄，无论完成了什么样的任务或取得什么样的成就，都觉得自己不够好。她总是非常焦虑，担心自己会把重要的事情搞砸。慢慢地，她对生活失去了兴趣，对未来失去了期望。在接受自我系统疗法的治疗后，这名患者开始理解自己长期抑郁和焦虑的根源，能意识到自己的优点，并开始努力创造机会"让好事发生"。她开始对未来有所期待。自我系统疗法帮助这名患者逐步接近了理想中的自己，不仅减轻了她的抑郁症症状，还使她的生活发生了一步一步稳健的和实质性的改变。

《抑郁症的自我系统疗法——治疗师指南》和《抑郁症的自我系统疗法——来访者工作手册》的作者均是在临床心理学领域内具有丰富学术功底和临床经验的学者。他们在这两本书中为读者提供了富有启发性的观点和实用的建议，帮助读者更好地理解和应用所学的知识。这两本书涵盖了广泛的主题，包括自我系统疗法的理论基础、技术和应用，以及如何使用这种方法帮助抑郁症患者增加动机、实现目标以及追求理想自我，从而减轻抑郁症的症状，过上值得过的生活。

本书主要由单炎炎（美国杜克大学心理学和神经科学系）和严舒雅（中国暨南大学附属第一医院）翻译，由暨南大学附属第一医院精神心理科主任贾艳滨教授审校并提供翻译上的指导。我们相信，本书及其配套的《抑郁症的自我系统疗法——治疗师指南》能让广大读者获益良多。尤其对于希望与抑郁症患者一起工作的心理咨询师、心理治疗师和医生等专业人士而言，这两本书无疑是必读的著作。我们衷心希望有更多的读者了解并采纳这一疗法，并在工作中取得良好的效果。我们也衷心希望这一疗法能够让更多的中国患者有机会从抑郁症中康复。

贾艳滨　单炎炎

2023 年 1 月

参考文献

侯金芹，陈祉妍. 2009 年和 2020 年青少年心理健康状况的年际演变［M］// 傅小兰，张侃，陈雪峰，陈祉妍. 心理健康蓝皮书：中国国民心理健康发展报告（2019—2020）. 北京：社会科学文献出版社，2021：188–202.

中文版序

我很荣幸代表我的同事卡里·M. 埃丁顿（Kari M. Eddington）教授、安杰拉·Z. 菲特（Angela Z. Vieth）教授以及格雷戈里·G. 科尔登（Gregory G. Kolden）教授，为《抑郁症的自我系统疗法——治疗师指南》和《抑郁症的自我系统疗法——来访者工作手册》的中文版撰写序言。

抑郁症是一种严重的、使人身心疲惫的疾病，影响着全球数以千万计的患者及其家庭的生活。而自我系统疗法是一种基于理论的干预方法，在治疗抑郁症及相关疾病方面已被证明非常有效。身为一名心理学家和研究者，能够与一群杰出的合著者共事多年，共同开发自我系统疗法并将其推向心理治疗领域的前沿，令我感到非常荣幸。感谢我的同事，他们为自我系统疗法的发展和持续进步做出了宝贵贡献。

此次中文版的翻译出版是我们传播自我系统疗法的首次尝试，是自我系统疗法传播过程中的一个重要里程碑。希望《抑郁症的自我系统疗法——治疗师指南》和《抑郁症的自我系统疗法——来访者工作手册》能够为中国心理健康专业人士提供宝贵的资源，帮助他们在临床实践中应用自我系统疗法。《抑郁症的自我系统疗法——治疗师指南》全面介绍了自我系统疗法的理论框架和实际应用，其中包括分步骤的治疗指南、治疗片段示例和个案研究。《抑郁症的自我系统疗法——来访者工作手册》是自我系统疗法的重要组成部分，旨在帮助来访者积极地参与治疗过程，并在设定个人目标、评估目标进展以及促进积极结果和预防消极结果之间寻找平衡等方面做出有意义的改变——这正是自我系统疗法的核心理念。

我们非常感激合作伙伴单炎炎博士

和贾艳滨教授，正是她们的努力，使得中文版的翻译和出版得以实现。翻译过程需要协作，需要由中国译者和出版专业人士组成的团队共同努力。这两本书的翻译工作颇为繁重，我对这个项目的细致和精准印象深刻。在此，我想向他们表示衷心的感谢，感谢他们的辛勤工作和奉献精神使得自我系统疗法得以传播给新的读者。

我坚信，自我系统疗法有潜力真正地改变那些与抑郁症及其相关疾病做斗争的人们的生活。衷心希望自我系统疗法的中文版能够为中国乃至其他国家和地区的抑郁症患者带来希望并缓解他们的病痛。

——蒂莫西·J. 施特劳曼（Timothy J. Strauman）

美国杜克大学心理学和神经科学系教授

前　言

心理疾病患者最大的困难之一就是不知道怎样得到最好的帮助。很多时候，人们会找一位名望很高的医生寻求治疗。但后来，他们又从其他医生那里得知，其实那位医生的诊断是错的，他推荐的治疗方法也不适合患者，甚至对患者有害。大多数患者或患者家属会通过阅读关于他们的症状的各种资料来解决这个问题，并在互联网上寻找信息，或通过跟朋友和熟人打听来获取知识。政府和医疗政策制定者也意识到，需要帮助的人并不总能得到最好的治疗。

为了解决这个问题，全世界的医疗系统都在尝试引入循证治疗。如果患者能够得到最新、最有效的治疗，将对所有人都有帮助。医疗政策制定者也认识到，应

该为患者提供尽可能多的信息，以便他们在改善身体健康和心理健康方面做出明智的决定。"有效的治疗（Treatments That Work）"丛书①正是为了达到这个目的。只有最新的、最有效的、针对特定问题的、用通俗易懂的语言描述的干预措施才是有帮助的。每一个治疗项目只有通过科学顾问委员会所制定的最高标准，才能被纳入这套丛书。这样一来，当患者或其家属找到熟悉这些干预措施的临床医生，并确定他适合为自己或家人提供治疗时，就可以对自己或家人将获得最佳的治疗充满信心。当然，只有医生才能决定什么样的治疗组合最适合患者。

自我系统疗法是第一个以纠正自我调节为重点的基于实证的抑郁症治疗项

---

① 这套丛书由戴维·H. 巴洛（David H. Barlow）领导的科学顾问委员会主编，以经过严格临床试验的循证研究为审查和评估标准，为心理治疗师等临床工作者介绍认知行为治疗方法上的创新性工作。这套丛书原著由牛津大学出版社出版。——译者注

目。自我调节涉及制定个人目标及实现这些目标的过程，即努力成为人们想成为的人。如果人们对自己常常进行负面评价，或者并未根据当前情况重新评估自己的目标或行为，就可能导致抑郁症。因此，自我系统疗法旨在改善自我调节的过程，减少人们对自我的失望感，增强人们的自我满足感，从而缓解抑郁症状。请使用本工作手册与治疗师一起工作。本工作手册用通俗易懂的语言对自我系统疗法进行了介绍，并提供了许多有用的工作表和练习。

戴维·H. 巴洛（David H. Barlow）
"有效的治疗"丛书主编

目　　录

什么是抑郁症?

抑郁症是世界上最常见的心理健康问题之一。大多数人都会有情绪低落或所谓忧郁的时候,但这些经历往往是温和而短暂的。任何被确诊过抑郁症的人都知道,与临床抑郁症持续性的悲伤和绝望相比,感觉有点沮丧是微不足道的。但你并不孤单。世界卫生组织估计,全世界有 3.5 亿人患抑郁症,其中女性抑郁症的患病率几乎是男性的 2 倍。

治疗师可能已经问了你很多问题,包括你遇到这些问题有多长时间了。你可能已经和治疗师讨论过被诊断为抑郁症意味着什么,包括情绪低落和临床抑郁症之间的区别。以下是临床抑郁症(也称重度抑郁症)的症状清单,对于其中的许多症状,你可能感觉很熟悉。

✔ 感到悲伤、沮丧或烦躁

✔ 对没有得抑郁症之前喜欢的事情失去兴趣或乐趣

✔ 睡眠改变(睡得太多或太少)

✔ 体重有明显的增加或减少

✔ 缺乏动力或感到疲惫

✔ 难以集中注意力或犹豫不决

✔ 感到没有价值或内疚

✔ 感到焦躁不安或行动缓慢

✔ 有死亡或自杀的念头

临床抑郁症至少包括上述症状中的五个症状。其中，情绪低落或兴趣丧失的症状必须至少符合其中一项或两项都符合。这些症状必须几乎在每天的大部分时间都出现，且造成了功能上的损害。换句话说，它们严重干扰了你在日常生活中需要做的事情，如照顾自己或他人、工作或上学，以及享受社会活动或兴趣爱好。有时，当一段感情结束或亲人过世时，正常的悲伤情绪与抑郁症之间仅有非常细微的差别，只有具备相关资质的专业人士才能确定你的症状是正常的悲伤还是抑郁症。

抑郁症：动机"小偷"

抑郁症会使人们失去享受生活乐趣的能力，比如，享受自己喜爱的食物，在美好的一天里散散步，或在完成了一项艰巨的任务后感到骄傲。当你没有抑郁症的时候，你可能会体验到积极的情绪。抑郁会抑制积极情绪，甚至有可能完全消除它们。当你知道你无法享受某件事情时，就很难有动力做这件事。在过去几周里，你脑子里有多少次出现过这样的念头？

我费尽心思地做我最爱吃的菜，可味道不如以前好，那么我为什么还要费劲去做呢？

反正到最后我也会感觉很糟糕，我又何必浪费时间挑一件好看的衣服去穿呢？

你也可以根据自己的情况进行补充：

我为什么要费心思去＿＿＿＿＿＿＿＿＿＿＿＿＿＿＿＿＿＿＿？

因为抑郁症，你可能已经放弃了许多事情，比如散步或花时间打扮自己，因为这些事情并不会让你感到愉快或满意。这是完全可以理解的。也许，你还没有放弃其他事情，但你觉得你做得不是很好——你似乎一直在原地打转，没有进步。当你的努力似乎没有得到回报时，就很难保持动力。

在你阅读本章时，你可能想到了一些事情，即抑郁症从你身上偷走的东西。花几分钟想想你从开始抑郁就停止做的事情，你在过去没有抑郁症时喜欢的事情有哪些。想想那些曾经让你感到自豪、满意或高兴的日常活动。在你有机会思考这些事情后，把它们写在下面的空白处。

抑郁症从我身上偷走了什么：

1.＿＿＿＿＿＿＿＿＿＿＿＿＿＿＿＿＿＿＿＿＿＿＿＿＿＿＿＿＿

2.＿＿＿＿＿＿＿＿＿＿＿＿＿＿＿＿＿＿＿＿＿＿＿＿＿＿＿＿＿

3.＿＿＿＿＿＿＿＿＿＿＿＿＿＿＿＿＿＿＿＿＿＿＿＿＿＿＿＿＿

4.＿＿＿＿＿＿＿＿＿＿＿＿＿＿＿＿＿＿＿＿＿＿＿＿＿＿＿＿＿

5.＿＿＿＿＿＿＿＿＿＿＿＿＿＿＿＿＿＿＿＿＿＿＿＿＿＿＿＿＿

6.＿＿＿＿＿＿＿＿＿＿＿＿＿＿＿＿＿＿＿＿＿＿＿＿＿＿＿＿＿

对本疗法的介绍

对于大多数人来说，抑郁症包括失望和挫折。在你列出清单的时候，你可能已经考虑到了这样一个事实：你现在看到的自己并不是你过去的样子，也不是你想成为的样子。怎样才能改变这一点呢？这不是一件简单的事情，但这也是本疗法的一个重要目的，就是要帮助和你一样对抗抑郁的人更接近自己想成为的人。

抑郁症有几种原因使你很难成为自己想成为的人。前面列出的抑郁症状会使你难以完成日常生活中的目标和任务。所以，你最终常常感到很失望，就好像一直在失败一样。在心理治疗师的帮助下，你能更好地了解抑郁症对你生活的影响。你将特别关注抑郁症如何影响自己实现目标的能力，这些目标有助于你成为你想成为的自己或应该成为的自己，这个过程叫作**自我调节**。

> 自我调节是你设定和追求目标的过程，它能帮助你成为你想成为的人。

本疗法中会发生什么？

治疗将分为三个阶段，如表 1.1 所述。

表 1.1　**本疗法的治疗阶段**

治疗阶段	预期结果
定向阶段	• 你将了解更多关于这种疗法的信息。 • 治疗师会更了解你的问题。 • 你会开始找回那些因为抑郁而失去的东西。
探索阶段	• 你和治疗师将评估你是如何看待自己的，以及你为自己设定的标准。 • 你将在日常生活中追踪你的目标，并帮助治疗师了解你是如何追求这些目标的。
适应阶段	• 治疗师会帮助你检查你的标准是在帮助你还是在妨碍你，同时，你要仔细审视那些妨碍你的标准。 • 你会得到关于如何更加有效地实现自己最重要目标的具体训练。

治疗师会在各个阶段指导你。他将以一种合作的方式来对待你的治疗。

这意味着你们将作为一个团队一起工作，在治疗中，你和治疗师都扮演着重要的角色。

治疗师的角色

治疗师将扮演一个专家的角色：有丰富的治疗抑郁症的经验，尤其是自我调节问题如何导致抑郁症。治疗师会收集你目前和过去的经验，帮助你整理这些信息，找出哪些改变能帮助你缓解抑郁症状，然后和你一起开始做出这些改变。

你的角色

在这个过程中，你也扮演着专家的角色，因为你是最了解自己的"专家"。你能更好地帮助治疗师了解你对事物的看法以及你每天所面临的困难，这样一来，治疗师就能更好地帮助你。

准备好对治疗师开诚布公是一个好的开始。治疗师会经常要求你在治疗期间完成一些作业。通常，这些作业不需要花费太多时间，但你必须完成它们。这些作业将帮助治疗师了解你的经历，并帮助你将所学知识应用到日常生活中。如果你觉得作业太难或令人心烦，应该告诉治疗师，这样，他就可以帮助你更好地安排作业。

> 家庭作业可以帮助治疗师了解你的经历，帮助你学会将在治疗中所学的技术应用于日常生活，从而帮助你康复。

我们建议每周进行一次治疗会谈，从而让你在康复过程中保持良好的动力，同时在两次治疗会谈之间留出足够的时间来完成作业，并将所学应用到日常生活中。

在每次会谈中会发生什么

本治疗项目中的每一次会谈都有具体的目标和任务。这是一种结构化的治疗，意味着治疗师对你在每次会谈中要做的事情有具体计划。如果你以前接受过非结构化治疗或咨询，你可能习惯于与治疗师或咨询师见面，谈论你当天的想法。在这样的结构化治疗中，治疗师仍然对你的想法感兴趣，但会有一个更明确的重点。治疗师对你与治疗目标相关的事情感兴趣。关注更明确的重点会使治疗的进展更快。虽然每个治疗师都有自己的风格，但本治疗项目的每次会谈都可能包括以下内容。

- 检查你目前的情绪和症状，以及在上一次会谈后出现的任何紧急问题。
- 回顾上一次会谈留的家庭作业，一定要告诉治疗师你遇到的任何问题。
- 讨论本次会谈的主题，如学习新信息或技术、探索自我调节的经历或在经历中寻找共同主题。
- 准备在下次会谈前要完成的家庭作业，这是你和治疗师一起制订的任务。

关于本工作手册

本工作手册包含了在治疗过程中会用到的工作表。如果你翻阅了整本工作手册，可能会觉得里面的内容有点令人望而生畏。但请记住，治疗师会在整个过程中帮助你、指导你使用每个工作表，并回答你的任何问题。你可能并不需要完成所有工作表，治疗师会根据你的具体需要做出调整。有些工作表和练习可能不适合你的情况。治疗师也可以根据你的特殊情况来调整计划，并使用本工作手册中未包含的其他工作表或材料。本工作手册不是独立的自助手册，仅用于由合格的专业人员提供的个体治疗。

本治疗项目强调合作。最有效的治疗方法就是你和治疗师都做好准备一起工作。为了帮助你做到这一点，你可以每次会谈都带着这本工作手册，以便查看特定的内容或工作表。在本工作手册中，只要有帮助，你可以随意记笔记、标重点、给书页折角或者速记问题。

这种疗法适合你吗？

治疗师将根据对你目前的症状和困扰所做的评估，判断这种疗法是否适合你。现在，你已对本治疗项目的内容有所了解，你也可以判断它是否适合你。

在此之前，你写出了一些例子，关于抑郁症是怎么偷走你的快乐和满足感的。想出这些例子对你来说容易吗？我们还提到，抑郁症患者经常为成为他们想成为的人而挣扎，你是否在为此而痛苦挣扎？如果你至少对这两个问题之一的回答是肯定的，本疗法就会对你有帮助。

我们还描述了治疗的结构和对你的期望，以便你从本治疗项目中获得最大收益。如果你准备好了与治疗师合作，并愿意在治疗期间做一些家庭作业，这种疗法就是适合你的。

当你开始本治疗项目时，第一个目标是了解自我调节是什么，以及它与你的抑郁问题之间有什么关系。在此之前，想一想抑郁症是如何影响你的日常生活的。然后仔细思考本章末尾的"来访者工作表1：抑郁症是如何影响我的？"中提出的每一个问题，并写下你的答案。请记住，本工作手册中的来访者工作表就是希望帮你更好地进行治疗，不用担心语法或用词问题。

自我调节：成为你想成为的人

也许你并不知道，但是你在回答"来访者工作表1：抑郁症是如何影响我的？"中列出的三个问题时，所写下的内容可能涉及自我调节。第一章提到，**自我调节**是设定和追求目标的过程，这些目标有助于你成为你想成为的人。每个人都有自我调节的能力，这是我们保持自我控制和朝正确方向前进的途径。举例来说，如果你觉得做一个友善的人对你来说很重要，你就可以做一些事情来实现这个目标（可以称之为你的**友善**目标），比如，对新邻居表示欢迎，或者在超市排队结账时跟人友善地交谈。

当你完成这些目标时，你会对自己感到满意。当你没有做到这些行为时（比如，你没有对新邻居表示欢迎），你可能会对自己感到失望、悲伤或沮丧。每当你在路上看到那个邻居时，你都会想起，你的友善目标没有实现，你会因此感到沮丧。尽管你想成为一个友善的人，但你也许从未想过自己已把这个特征当成了目标。

目标并非总是能清楚地说出来或者写下来的。很多时候，我们并没有把自己认为很重要的特征作为目标（比如友善、爱运动或幽默），但是事实上，它们就是目标。我们获得过激励去拥有这些特征，正如我们被一些更具体的事情（比如赚钱）激励着一样。

目标有许多类型。目标可以是非常抽象的，比如成为一个友善的人。而一个抽象的目标对不同的人来说可能意味着很多东西。如果说得更具体一些，我们可以想出很多方法来定义什么是友善，例如，总是对新邻居表示欢迎、在聚会上结识陌生人或与同班同学逐渐熟稔。

在本治疗项目中，治疗师会询问你的目标。试着从广义上思考抽象和具体的目标，这些目标可以激励你采取行动或成为什么样的人。

> 在本治疗项目中，**目标**这一术语被广泛使用。目标可以是非常具体的，也可以是比较抽象的。

促进目标和预防目标：为什么？

人们通常会追求两种目标，而这两种目标都与特定的情绪体验有关。由于你和治疗师在本治疗项目的整个过程中都会讨论这两个目标，所以这里只简单介绍一下。

促进目标是指努力使好的事情发生（促进好事）。回到友善目标上，如果你说你想做这些友善之事是因为你喜欢认识新的人并了解你周围的人，你就提出了一个促进目标。

预防目标是指努力避免坏事发生（预防坏事）。如果你说你想做这些友善之事是因为你不希望人们认为你没礼貌或不合群，你就提出了一个预防目标。

> 促进目标，即努力让一些好事发生。
>
> 预防目标，即努力避免一些坏事发生。

从友善目标的例子中可以看出，促进目标和预防目标的主要区别在于你**为什么**要以某种方式做事，你要达到的结果是什么？从表面上看，这两个目标是一样的——都与友善行为有关。但是，它们背后的**原因**不同：一边是我喜欢认识别人（促进目标），一边是我不想看起来没礼貌（预防目标）。你还可能想要同时达到这两个目标。

人们可能出于多种原因而采取某种行为。然而，就算原因有很多，通常也只有一种原因最重要，相比之下，其他原因似乎无关紧要。如果这听起来让人摸不着头脑，别担心。当你和治疗师一起进行讨论时，他将帮助你弄清你的目标是促进目标还是预防目标。

促进目标和预防目标：情绪

促进目标和预防目标与某些情绪体验有关。在预防目标这方面，想想看，如果你所在地区最近会出现严重的恶劣天气，比如龙卷风、洪水、飓风或暴风雪，你会做什么？你可能想到了许多预防目标，例如，保护自己、亲人和房屋，你也会采取跟这些目标一致的行动，例如，到安全区域避难。在这种情况下，专注于预防目标是明智的。等恶劣天气过去后，如果没有造成生命财产损失，你可能会感到如释重负、一切平安。然而，如果一棵树倒下来砸坏了你家的玻璃窗，你就可能感到担心和紧张。因为虽然你尽了最大的努力，但还是无法阻止不愉快的事情发生。

我们可以将预防目标与促进目标进行对比。在促进目标这方面，想想看，如果你去度假了或去了一个你真正想去的地方，比如去博物馆或者看一场你最喜欢的运动队的比赛，你会做什么？你可能想到了许多促进目标，例如，享受自在的感觉、熬夜、睡懒觉或与他人共度美好时光。如果这次旅行或活动很顺利，你可能会感到强烈的快乐和喜悦。如果事情进展得不太顺利，例如，比赛时下雨了或者航班延误了，你就可能感到失望、沮丧或悲伤。专栏2.1 给出了促进目标的示例，专栏2.2 给出了预防目标的示例。

专栏2.1　促进目标：让好事发生

例子：

- 做一顿好吃的，因为这会让我很开心
- 出去散步，让自己充满活力
- 快点毕业，毕业后我就能从事我想从事的职业了
- 做一个好爸爸，因为我爱我的孩子
- 学习一项新技能，以满足我的好奇心或兴趣

成功地取得进步→感到**满意、快乐、自豪、愉悦**
失败或没有进步→感到**失望、沮丧、悲伤**

专栏2.2　预防目标：避免坏事发生

例子：

- 做一顿好吃的，因为这是我的责任
- 出去散步，因为我不想发胖
- 快点毕业，我不想让家人失望
- 做一个好爸爸，这样我的孩子们才不会有危险

■ 学习一项新技能，以免在工作中跟不上时代的发展

成功地取得进步→感到如释重负、放松、安心、安全

失败或没有进步→感到焦虑、紧张、担心、神经紧绷

这一切与抑郁症有什么关系？

如果我们没有足够关注让好事发生（促进目标），会发生什么？我们会错过体验强烈的积极情绪的机会，感到沮丧和失望。如果我们过分关注避免坏事发生（预防目标），会发生什么？我们往往会感到很紧张和焦虑。

促进目标和预防目标都很重要，但要感觉良好，就必须在两者之间找到平衡。在抑郁的情况下，这种平衡往往会被打破：对促进目标的关注太少，对预防目标的关注太多。在本治疗项目中，你和治疗师将要做的一件事就是改变这种失衡的状况，这样你就可以在日常生活中增加积极的情绪体验，减少消极的情绪体验。

在促进目标和预防目标之间取得平衡很重要。

来访者工作表 1：抑郁症是如何影响我的？

你最近经历过哪些失望、挫折或失败？

_____

_____

_____

_____

_____

你最近在实现哪些目标或责任方面遇到了困难？

_____

_____

_____

_____

_____

你最近对自己的哪些行为或性格感到不满？

_____

_____

_____

_____

_____

定向阶段的第二个目标是了解你的自我调节的特殊"风格"从何而来。风格指的是你倾向于把重点放在促进目标上还是预防目标上。也许，你已经清楚自己的倾向了，但大多数人不甚了解，治疗师会帮助你弄清楚这一点。

人际关系和你的自我调节风格

揭示你的自我调节风格的方法之一是观察你与他人——你生命中的重要人物，比如父母——的关系和互动是怎样让你学会自我调节的。

杰西生长在一个非常严格的家庭中。她的父母对规则看得非常重。当杰西违反规则时，她的父母就会很不高兴，然后惩罚杰西。例如，在杰西 5 岁的时候，有一次，她没有告诉父母就去了隔壁的朋友家。当她回家后，她的父母大声斥责她，并没收了她最喜欢的毛绒玩具。这是一个很典型的场景。当杰西没有按照父母的期望行事时，不愉快的事情就会发生。随着时间的推移，杰西开始变得对遵守规则非常警惕，并不断将注意集中在避免坏事发生上。如果你意识到杰西将目标聚焦在预防上，那么非常好。你正在慢慢理解什么是自我调节风格。

我们的父母并不是唯一对我们的行为抱有期望的人。他人对我们的期望在我们成年后也不会停止。想想看，在你所扮演的不同的生活角色中，**你是谁**？你可能是儿子、父亲、员工、排球队员和丈夫。在每个角色中，其他人都对你有一定的期望，希望你按照某种方式行事。也许，你的伴侣希望你是深情的、爱干净的、有能力的、富有同情心的。也许你的老板希望你是可靠的、有创造力的、自信的、有组织能力的。所有这些期望都会产生后果。如果你不像老板期望的那样可靠、有创造力、自信且有组织能力，就可能受到批评，错失工作机会，甚至被解雇。

你和治疗师将花一些时间谈论，在你的生活中，过去和现在有哪些重要关系。治疗师将问起其他人对你的期望和标准。你可能从没想过这些问题，而且可能需要花些时间来想这些问题。不过没关系。第一步非常简单，你只需要把你生命中的重要人物都列出来。

"来访者工作表 2：我生命中的重要人物"有 10 个空格，5 个留给了当前的关系，5 个留给了过去的关系。你不一定要把这 10 个空格都填满，可以想到几个就填几个。如果你想到了超过 10 个人，就想办法做一些删减。请试着将范围缩小到真正对你产生影响的人，或者过去或现在你花了很长时间与之待在一起的人。比如，可能有一位住在隔壁的姨妈，在每次的家庭聚会上，你都能见到她，但你和她的实际交谈并不多，就可以把她排除在你的名单之外。

填写完重要人物的名字后，你就要使用下一张工作表来提供关于这些人物的更多信息了。探索这些关系有助于你和治疗师了解你的目标、你对自己是什么样的人的想法、你希望成为什么样的人、不希望成为什么样的人。针对"来访者工作表 2：我生命中的重要人物"中列出的每对关系，仔细思考以下问题。使用"来访者工作表 3：探索重要关系"记下你的答案，先记录过去对你很重要的人，再记录现在对你很重要的人。

■ 和这个人在一起的时候，你会**试着做**一个什么样的人？你是如何表现的（例如，自信、支持、耐心、深情、幼稚、顺从）？

■ **他**希望你成为或不成为什么样的人（例如，负责、冒险、控制）？这个人对你有什么样的标准或期望？

■ 当你没有按照他想要或期望的方式表现时，会发生什么？例如，这个人是否生你的气、忽视你或惩罚你？

通过完成"来访者工作表 3：探索重要关系"，你可能会注意到，在生活中，你在不同的人面前的行为是不同的。例如，当你与朋友在一起时，你可能比与家人在一起时更自在，这可能是因为你的家人希望你成为一个总能提前做好计划的人。你可能会发现，有时，别人的期望与你对自己的期望相冲突。例如，你可能真的很想放松和享受假期，但你的家人希望你完成所有计划。像这样的冲突很常见，本治疗项目可以帮助你更有效地处理它们。

本工作手册后面的章节也将鼓励你思考当你在家、工作单位、学校和社交活动中进行日常活动时，其他人对你的期望（他们为你设定的标准）是如何发挥作用的。

来访者工作表 2：我生命中的重要人物

列出在你的生活中扮演重要角色之人的名字以及这个人与你的关系（例如，母亲、朋友）。在左边列出过去出现在你生命中的重要人物，他们可能再也没和你说过话或见过面。在右边列出现在出现在你生命中的重要人物。你不需要填完所有空格，人物的先后顺序也无关紧要。

过去出现在你生命中的重要人物	现在出现在你生命中的重要人物
姓名： 关系：	姓名： 关系：
姓名： 关系：	姓名： 关系：
姓名： 关系：	姓名： 关系：
姓名： 关系：	姓名： 关系：
姓名： 关系：	姓名： 关系：

来访者工作表 3：探索重要关系

使用"来访者工作表 2：我生命中的重要人物"中的姓名填写下表。

重要人物（过去）			
重要人物的姓名	在重要人物身边时，你会怎么行事，或者你努力成为什么样的人	该重要人物对你的期望	违背该重要人物的期望有什么后果

重要人物（现在）				
重要人物的姓名	在重要人物身边时，你会怎么行事，或者你努力成为什么样的人	这个重要人物对你的期望	违背这个重要人物的期望有什么后果	

你在做什么？

我们在第二章中说过，抑郁症往往与太少关注促进目标有关。设定促进目标并在这方面取得进展具有重要意义，因为这种类型的目标给人们提供了体验愉快感觉的机会。当人们实现促进目标时，他们会感到有成就感、自豪或快乐。定向阶段的第三个目标就是使你开始把注意集中在促进目标上。

治疗师会先观察你一周的日常生活。在这一周里，不要试图改变你的日常活动。治疗师只想知道你典型的一周是什么样的。在"来访者工作表4：我的日常活动"中记录你一周6天内从早上起床到晚上睡觉的活动。你不需要提供太多细节，简单地记录每个时间段的活动就可以了（例如，遛狗、和朋友一起去办事）。因为治疗师可能会不止一次要求你完成"来访者工作表4：我的日常活动"，所以你最好多准备几份空白工作表以备将来使用。

你没有做什么？

在告诉治疗师你每天都在做什么后，他还会看看你没有做什么，以确定你的生活中缺少了什么。比如，哪些活动可以帮助你更接近你的目标？哪些活动可以帮助你产生成就感或进步感？在第一章中，我们将抑郁症描述为一个动机"小偷"，因为它剥夺了你在抑郁之前享受的满足感和快乐。使用"来访者工作表5：我放弃的活动"，花些时间思考并写下那些曾经给你成就感或快乐、而现在不再是你的日常生活的一部分的活动。我们的目标是逐渐让以前的这些活动再次成为你日常生活的一部分。

在这一点上，你可能会想：我很沮丧，我不想做那些事情，而且我也不会喜欢它们。你说对了一部分。你可能不想做治疗师认为对你有帮助的事情。例如，也许你曾喜欢画画，治疗师也认为，每周画几次会很有帮助，但你在得了抑郁症之后就不喜欢画画了。如果像大多数患有抑郁症的人一样，你可能会犯一个常见的错误，即认为你必须先喜欢画画，然后才能去画画。

对于有抑郁症的人来说，事实完全相反。你必须先行动起来。哪怕你不喜欢画画，也可以画画。你可能认为这会很糟糕，但没关系。如果你愿意尝试绘画并密切关注你在绘画时的感受，你会发现它并没有你想象的那么糟糕。在你画完画之后，你也许会觉得你的心情比不画画的时候好一点了。

如果坚持下去，你最终可能会重新喜欢上画画，因为你预计在画画之后的感觉会更好。但要注意的是，**行动**必须先于**感觉**。可以慢慢开始，为自己设定一个适当的目标，然后看看进展情况。例如，可以先从画10分钟开始，然后逐渐增加绘画时间。在治疗师的帮助下，使用"来访者工作表6：让好事再次发生"，为自己设定一个合适的目标。

完成计划的活动后，你的感觉也可能没有变得更好，这也没关系。即使你没有觉得更好，也要坚持下去，并提醒自己，你已经完成了一些有难度的事情。下次，当你再尝试时，结果可能会更好——但除非你尝试了，否则你永远不知道会怎样。

本章将帮助你开始进行一些活动，这些活动可以为你的日常生活提供体验积极情绪（如自豪、满足和快乐）的重要机会。虽然我们会在下一章继续谈论其他重要话题，但是你可以继续做这些事情。每周或每两周回顾一下"来访者工作表5：我放弃的活动"，并设定目标，将这些活动重新引入你的日常生活。使用"来访者工作表 6：让好事再次发生"选择具体的活动。如果你已经开始进行这些活动了，就坚持下去。例如，如果你设定的目标是一周在体育馆打 1 小时篮球，那么下周继续坚持，下下周也继续坚持，以此类推。这样做的目的不仅仅是为了把一项活动从你的清单上划掉，更是为了让这些活动成为你生活的一部分。

对于重新引入有利于自己的快乐活动的建议，一个常见的反应是担心时间限制。你可能会想：我没有时间做这些事情，我甚至没有时间做我**必须做**的事情！如果是这样，你可能会从关注自己**想要**做的事情中受益，而不仅仅是关注**应该**做什么。这些活动不必占用你很多时间。如果你挤不出 1 小时到公园里散步，那么在小区里散步 10 分钟怎么样？如果你发现这个目标对于你来说还是很困难，治疗师可以帮助你设定更合理的活动目标。

来访者工作表 4：我的日常活动

时间	第1天	第2天	第3天
8:00			
9:00			
10:00			
11:00			
12:00			
13:00			
14:00			
15:00			
16:00			
17:00			
18:00			
19:00			
20:00			
21:00			
22:00			
23:00			
24:00			

时间	第4天	第5天	第6天
8:00			
9:00			
10:00			
11:00			
12:00			
13:00			
14:00			
15:00			
16:00			
17:00			
18:00			
19:00			
20:00			
21:00			
22:00			
23:00			
24:00			

来访者工作表 5：我放弃的活动

使用本工作表制作一份目标明确的、愉快的或有益的活动列表，这些活动是你在患抑郁症后放弃的或减少的活动。想想那些你不再做的（或者做得没那么频繁）、但曾让你快乐或满足的活动，还有那些你一直想做但从未真正尝试过的活动。列出你能想到的尽可能多的活动。

你已经放弃或不像以前那样经常做的活动：

1._____

2._____

3._____

4._____

5._____

6._____

7._____

8._____

9._____

10._____

来访者工作表 6：让好事再次发生

在治疗师的帮助下，选择从下周开始或增加的活动，写下该活动的具体目标和计划。将本工作表多复印几张，计划每一项活动时，你都要用到一张新表。在计划其他活动时，你每周都将继续使用本工作表。在安排活动时，记得设定合理的期望和目标！

计划活动：_____

如果你这样做，可能会发生什么好事？	
你每周将进行多少次活动，每次活动持续多长时间，什么时候进行该活动（具体一些）？	
什么可能阻碍你进行该活动？	
你将如何应对这些阻碍？	
（**完成活动后**） 进展如何？你感觉怎么样？	

在治疗前期，你与治疗师谈论了生活中的重要人物，那次会谈（以及用"来访者工作表3：探索重要关系"收集的信息）谈到了这些人对你的期望的问题。你花了一些时间思考那些人为你制定的标准，以及当你没有达到他们的期望和标准时，会发生什么。你对自己也有相应的期望和标准。总而言之，你自己的标准和别人的标准共同构成了你目前正在努力成为的人的特征，这些特征可以分为两类：

1. **理想自我指导**是你理想中希望拥有的特征；
2. **应该自我指导**是你认为你应该（或必须）拥有的特征。

理想自我指导和应该自我指导

如何区分理想自我指导和应该自我指导？当你思考应该自我指导时，想想你应该做的事，那些与你的责任和义务有关的特征。以下是一些应该自我指导的例子：

■ 可靠（例如，遵守承诺，出席所需的会议或约会）；

■ 诚实（例如，不欺骗配偶或伴侣，承认错误）；

■ 维持家庭生计（例如，保住一份稳定的工作，支付孩子的教育费用）。

在读到这些应该做的事情时，你可能已经感觉到了应该自我指导和预防目标之间的联系。我们使用预防目标作为履行责任和义务的一种方式。如果我们达到了应该达到的标准，就能避免不愉快的事情发生。采用前面的例子，可靠可能意味着防止人们生你的气，诚实可能意味着避免因说谎而尴尬，维持家庭生计可能意味着防止房子丧失赎回权。

> 应该自我指导关注责任和义务（应该做的事），并与预防目标相关。

当你思考理想自我指导时，想想你的**愿望**或**期望**以及与你的愿望或成就有关的特征。以下是理想自我指导的例子：

- 成为一名园艺大师；
- 机智（能够当场开动脑筋并做出幽默的评论）；
- 了解时事（例如，阅读报纸，看新闻）。

请注意，与"应该自我指导"相反，如果你没有实现这些理想特征，通常不会有可怕的结果。不够机智并不会导致失业或失去房子等具体后果。然而，它会导致失望。你还记得吗？失望是促进目标失败的结果。理想自我指导与促进目标相关，我们把促进目标看作一种努力成为我们理想中想要成为的人的方式。

> 理想自我指导关注愿望和成就（想要做的事），并与促进目标相关。

自我系统和自我差异

你有许多不同的标准——理想自我指导、应该自我指导、你自己的标准以及其他人对你的期望。你在其中一些期望和标准方面做得很好，但你可能在其他方面遇到了困难。举个例子，也许你一直都是诚实可靠的人，但是你希望自己能够跟得上时事。怎么知道你做得好不好？你会拿你是谁（我们称之为你的*自我信念*）和你的自我指导进行比较。

> 自我信念是你认为的现实自我的特征。

这些比较通常不是有意识地进行的。大多数人不会每周都坐在餐桌旁花时间思考自己是谁、想成为谁。你可能没有意识到你正在进行比较，但你可能知道它们的后果。例如，当你对自己说"我需要准时赴约"时，这是你比较了现实自我（例如，一个总是迟到的人）和应该自我指导（例如，成为准时赴约的人）的结果。

当你发现你需要为某个目标而努力，因为你认为你可以做得更好时，你就发现了*自我差异*。自我差异意味着你没有达到你对自己的特定期望或没有达到其他人对你的期望。这些差异可能是有用的信号，可以激励我们做出改变或专注于做得更好，例如，提前计划好来按时赴约。这是有效的自我调节。

> 自我差异是指现在的你（自我信念）与你想成为的人（理想自我指导）或你认为应该成为的人（应该自我指导）之间的不一致。

抑郁的人往往存在自我差异，但是要做出改变或者采取不同的方法减少这种差异是非常困难的。当自我调节不起作用时，自我差异仍然存在，并未发生任何改变，同时也使抑郁症状更加严重。

当你读到关于自我信念、理想自我指导和应该自我指导的时候，你可能一直在思考你会选择哪些特征来描述自己。把这些东西写下来会很有用，这样你和治疗师就能更好地理解你是怎样努力成为你想成为的那个人的。"来访者工作表 7：了解自我指导和自我信念"会引导你认识自我信念和自我指导，并发现自我差异。该工作表应在治疗过程中主要由治疗师协助完成。但是，治疗师可能会要求你在家做一些额外的工作。

有些人觉得完成"来访者工作表 7：了解自我指导和自我信念"是一件非常困难的事情，如果你有这种感觉，那么可以告诉你的是，你并非个例。很多人很少花时间思考该如何描述自己，所以这个过程很有挑战性。当你开始想到这些问题，特别是你的理想自我和应该自我时，你就会发现你会一直思考这些问题。比如，你可能开始注意你是什么样的人，你应该成为什么样的人，你想成为什么样的人。这些问题的答案取决于具体情境，比如在家时、和朋友出去玩时或者在路上骑车时。你可能会想到一些以前从未想过的新特征，那么请和治疗师分享这些信息，并把它们添加到"来访者工作表 7：了解自我指导和自我信念"中。在后续的治疗中，你将持续用到这些信息。

来访者工作表 7：了解自我指导和自我信念

注意：本工作表应在咨询过程中在治疗师的帮助下完成。

请记住：

你的**现实自我信念**指的是你认为自己实际拥有的属性或特性。换句话说，你认为自己实际上是怎样的人？

列出描述你认为自己是什么样的人的属性或特征。先列出这些特征，然后仔细想想，指出每个特征和你的相符程度，从 1 分（完全不是我）到 10 分（非常好地描述了我）进行评分。

现实自我的特征　　　　　　　　　　**描述准确度**

1. _____　　_____

2. _____　　_____

3. _____　　_____

4. _____　　_____

5. _____　　_____

6. _____　　_____

7. _____　　_____

8. _____　　_____

9. _____　　_____

10. _____　　_____

> **请记住：**
> 你的**理想自我指导**指的是你理想中想要拥有的属性或特征。换句话说，若能实现你的愿望，你最想成为什么样的人？

列出你理想中想要成为的那种人的属性或特征。先列出这些特征，然后仔细想想，指出每个特征对你的重要性，从 1 分（一点都不重要）到 10 分（极其重要）进行评分。

理想自我的特征	重要性
1. _____	_____
2. _____	_____
3. _____	_____
4. _____	_____
5. _____	_____
6. _____	_____
7. _____	_____
8. _____	_____
9. _____	_____
10. _____	_____

> **请记住：**
> 你的**应该自我指导**指的是你认为你应该拥有哪些属性或特征。换句话说，你认为你应该成为什么样的人才能履行你的职责或义务？

列出你认为你应该成为的那种人的属性或特征。先列出这些特征，然后仔细想想，指出每个特征对你的重要性，从 1 分（一点都不重要）到 10 分（极其重要）进行评分。

应该自我的特征	**重要性**
1. _____	_____
2. _____	_____
3. _____	_____
4. _____	_____
5. _____	_____
6. _____	_____
7. _____	_____
8. _____	_____
9. _____	_____
10. _____	_____

到目前为止，你已经熟悉了许多组成你的自我调节风格的要素。你已经探索了你的自我信念（现实自我）、你的自我指导（你对自己的标准以及其他人对你的期望），以及你的促进目标和预防目标。你也了解到了自我差异，以及它们是如何激励你的，特别是当你情绪低落时，它会使你感到挫败和自我批判。

自我调节不仅仅发生在治疗期间，或在家中完成家庭作业时——它更发生在现实生活中！昨天早上起床的时候，你的脑海中已经有了一些目标，虽然你可能没有把它们当成目标。你可能会想："我今天一定要付水电费了，我可不想水电被停掉。"这是一个预防目标。也许，你计划和朋友一起吃午饭——这听起来像是一个促进目标（也就是让好事发生），对吗？不过，这也要看情况。也许你不喜欢社交，但你还是去了，因为你知道如果你不去，你的朋友会生气。如果这就是你没有取消午餐的主要原因，就说明你把精力集中在防止不良后果（预防目标）上了。

监控日常情境：我的目标是什么？

自我系统疗法探索阶段的目标 2 是聚焦探索如何在日常活动中达到目标。你会反反复复地问自己："在那种情境下，我的目标是什么？""我要达到的目标是什么？"有时候，你必须仔细思考"**为什么**"这个问题，找出哪个目标占据主导地位。**为什么你决定不取消午餐，即使你是想取消的？**如果你不想惹恼朋友，你的目标就是预防目标。如果你喜欢和那个人在一起，你的目标就是促进目标。如果你一时找不到自己的目标，心理治疗师会帮助你。

　　观察你如何处理日常生活中的不同情境是本治疗项目的重要组成部分。你和治疗师将利用这些信息确定你日常生活中共同的主题——你设定的目标和你追求目标的方式是否一致，你的努力得到了多少回报，哪些内容在不同的情境下似乎对于你追求目标没有帮助。请多准备几份"来访者工作表 8：检查当前情境"和"来访者工作表 10：检查我的标准和自我信念"，因为在接下来的几周里，你会记录很多不同的情境。你还将使用"来访者工作表 9：我的情境中的常见主题"和"来访者工作表 11：共同主题——检查我的标准和自我信念"，来发现你的生活情境以及你的标准和自我信念中的共同主题。

　　这个探索过程共有四个步骤，也称为心理情境分析。它的前两步如下所述。

1. **检查当前情境（使用"来访者工作表 8：检查当前情境"）**：聚焦在每天最重要或最情绪化的经历上，思考你的目标是什么（促进或预防）、你做了什么（你是如何处理这种情境的）以及结果（其他人如何回应，以及你之后的感受）。后面有一个"来访者工作表 8：检查当前情境"的示例，它会帮助你理解在假设情境下怎么回答这些问题。

2. **从这些情境中找出共同的主题（使用"来访者工作表 9：我的情境中的常见主题"）**：在你使用步骤 1 分析了许多情境后，你有没有注意到在大多数情境里，你的目标、行动和结果是什么？

监控日常情境：我的标准或自我信念是什么？

心理情境分析的第二部分要求你思考你在日常情境中有哪些标准（理想自我指导和应该自我指导）和自我信念（你的现实自我的特征）。在第五章中，你列出了这些自我指导和自我信念，在心理情境分析中也需要用到这些自我指导和自我信念。你还可能发现其他标准和信念，这些标准和信念可能是你以前没有想过的。在治疗过程中，你和治疗师将共同补充新的标准和信念，这对于你的治疗是很有帮助的。

如何确定哪些标准或自我信念是适用的？举个例子，假设你在大学里上课，有一门课要完成一个小组作业。离作业上交的截止日期还剩两天，小组里的同学打电话给你，说他因为工作上的一些事情无法完成他的部分，想让你帮忙完成那部分。你的自我信念之一为你是一个有责任心的人，这个信念在这种情境下绝对适用。但是，你的自我标准之一是你不能让别人占你的便宜，这个标准也适用。正如这个例子所示，在同一种情境下可以应用多个自我信念或标准，在你的工作表中填写所有标准是非常重要的。

以下是心理情境分析的后两步。

3. **在当前情境下检查你的标准（使用"来访者工作表 10：检查我的标准和自我信念"）**：在这一步中，你将继续在步骤 1 中所做的工作，但你还将考虑适用于当前情境的标准和自我指导。在这里，我们提供了一个示例，帮助你理解怎样填写这份工作表。

4. **确定你的标准中的共同主题（使用"来访者工作表 11：共同主题——检查我的标准和自我信念"）**：在分析了步骤 3 中的情境之后，你在这些情境中注意到你有怎样的标准？同样，后面也提供了一个示例。

在整个治疗项目中，你常会听到治疗师说一句话：你的目标是什么？对于许多人来说，这个简单的问题是一个非常有影响力的问题。我们为什么采取行动或做出决定，与我们的情绪感受和自我看法密切相关。

　　本章的目的是帮助你养成问一个问题的习惯：我的目标是什么？即使你面前没有工作表，在日常生活中也要记得问自己这个问题。就像你在"来访者工作表 9：我的情境中的常见主题"和"来访者工作表 11：共同主题——检查我的标准和自我信念"中所做的那样，继续注意你的模式或共同主题。如果你注意到了一些新的模式或主题，请与治疗师分享。

来访者工作表 8：检查当前情境（示例）

本工作表旨在帮助你练习怎样仔细地观察日常生活情境。下面是一个示例，可以帮助你了解怎样填写本工作表。

简要地描述情境	我请一位同事帮我在两周之后轮一次班。
你在这种情境下的**目标**：你试图**达成**或**避免**什么？	目标： 想达成的：找到人暂时替一下我的工作，这样我就能按时赴约了。 想避免的：我不想重新约时间。如果这次错过了，我要等几个月才能预约下一次。
在这种情境下，你为了达成自己的目标做了什么？	我给同事发了一条短信。
结果如何？其他人的反应如何？	她根本没有回应。
你事后感觉如何？	焦虑和困惑。

来访者工作表 8：检查当前情境

现在轮到你了。集中精力想想今天发生的最重要或最情绪化的经历。对于每次经历，请回答以下问题。将本工作表多复印几张，记录每一次经历时，你都要用到一张新表。

简要地描述情境	
你在这种情境下的**目标**：你试图**达成**或**避免**什么？	
在这种情境下，你为了达成自己的目标**做了**什么？	
结果如何？其他人的反应如何？	
你事后感觉如何？	

来访者工作表 9：我的情境中的常见主题

回顾你使用"来访者工作表 8：检查当前情境"描述的种种情境，并尽你所能地回答以下问题。你和治疗师将比较你们的笔记。

关于你的目标，你发现了哪些共同主题？

_____

_____

_____

关于如何努力追求这些目标，你发现了哪些共同主题？

_____

_____

_____

关于结果或其他人对你的反应，你发现了哪些共同主题？

_____

_____

_____

关于事后的感受，你发现了哪些共同主题？

_____

_____

_____

_____

来访者工作表 10：检查我的标准和自我信念（示例）

　　本工作表与"来访者工作表 8：检查当前情境"类似，但增加了一些关于你的标准或自我信念的适用性的问题。下面是一个示例，帮助你了解怎么填写本工作表。

简要地描述情境	我和我的女朋友为了要不要搬家而吵架。
你在这种情境下的**目标**：你试图**达成**或**避免**什么？	我真的很想搬家，这样我们的家就可以靠近一个很漂亮的公园，我会很开心（达成）。
在这种情境下，你为了达成自己的目标**做了**什么？	我跟女朋友说我不打算继续租这个公寓了。
结果如何？其他人的反应如何？	当我决定不续租时，我的女朋友很生气，更不愿意跟我一起搬家。
你事后感觉如何？	失望，恼怒
什么标准或自我信念适用于这种情境？	标准：我应该有能力掌控一切。
这些标准或自我信念来自你还是其他人（谁）？	"控制一切"是我父亲对我的期望。

来访者工作表 10：检查我的标准和自我信念

现在轮到你了。集中精力想想今天发生的最重要或最情绪化的经历。对于每次经历，请回答以下问题。将本工作表多复印几张，记录每一次经历时，你都要用到一张新表。

简要地描述情境	
你在这种情境下的**目标**：你试图**达成**或**避免**什么？	
在这种情境下，你为了达成自己的目标**做**了什么？	
结果如何？其他人的反应如何？	
你事后感觉如何？	
什么标准或自我信念适用于这种情境？	
这些标准或自我信念来自你还是其他人（谁）？	

来访者工作表 11: 共同主题——检查我的标准和自我信念（示例）

回顾 "来访者工作表 10: 检查我的标准和自我信念" 中的情境和标准。当你练习在特定情境下识别自己的标准（或其他人要求你的标准）和自我信念时，你可能已经注意到了在你的经历中有一些共同主题。本工作表可以帮助你总结你所观察到的内容。下面是一个示例，帮助你了解怎么填写本工作表。

自我指导/自我信念	你从什么时候开始有这个自我指导/标准？	这是你的标准还是别人的标准？	它帮助还是阻碍了你？它是怎样帮助/阻碍你的？	在什么时候出现（什么情境）？
我想成为或成绩最好（或其他人）的（自我指导）	小学（可能是三年级）	这是我父母的期望，但同时对我来说并不是怎么重要	好处：这让我在学习上拼尽了全力。坏处：如果我已经拼尽了全力却没有考到最高分，我就太在意成绩了，以致我忘记了学习到了什么。	任何与学校或工作有关的情境
我是一个在家里负责协调矛盾的人（自我信念）	可能在我十几岁的时候	我的标准	好处：想不出来。坏处：我常常感到压力很大。如果我没法控制别人的行为，就会很沮丧。	每当我家人发生冲突的时候
我想有一段完美的关系（自我指导）	当我看到朋友们开始结婚时	我的标准	好处：没有好处。坏处：我没有恋爱对象，我把这个暖所有人对比，我总是很失望。	每当我在公共场合、电视上或现实生活中看到别人的情侣很甜蜜时

来访者工作表 11：共同主题——检查我的标准和自我信念

现在轮到你了。空白工作表比示例的长，你可能需要比这里提供的表格更长的表格。如果是这样，就把本工作表多复印几份。有些人只需要较短的表格，有些人需要更长的表格——没有严格的表格的规定。

自我指导／自我信念	你从什么时候开始有这个自我指导／标准？	这是你的标准还是别人的标准？	它帮助还是阻碍了你？它是怎样帮助／阻碍你的？	在什么时候出现（什么情境）？

适应阶段的目标1

到目前为止，你和治疗师已经确定了一些与你的自我调节风格相关的内容，这些内容将有助于你进行接下来的治疗，同时这也是今后治疗的重点。在本工作手册的第七章、第八章和第九章中，治疗师会使用许多对你有帮助的策略。治疗师会根据你的需要调整这些策略，因此并非每章中的所有内容都适用于你。

治疗师会选择最有效的策略帮你进行治疗。你们使用策略的顺序跟本工作手册上的可能不一样。你可能会在这个阶段达成一些目标或者所有目标。这些目标的工作顺序也不一定要和本工作手册上的顺序一样。之所以这样设计本治疗项目，是考虑到心理治疗必须有灵活性。

大多数抑郁症患者都可以从减少自我差异中获益。第五章提到，抑郁症常涉及自我差异，这些差异似乎一直存在，且没有取得任何进展。在分析日常情境时，你可能已经注意到了一些自我差异。当你很不开心或者对自己失望时，自我指导（理想自我指导或应该自我指导）是否不断出现？如果是，这些就是需要解决的长期存在的自我差异。

减少自我差异：降低标准

我们可以通过很多方式减少或消除自我差异。当谈到减少自我差异时，你可以把自己想象成一个跨栏者，自我差异就像你无法跨越的栏杆。你能做些什么来解决这个问题？一个很简单的解决方案就是降低栏杆的高度，就像降低标准（应该自我指导或理想自我指导）。也许，你没办法跨越栏杆（达到你的标准）的原因是它太高了，无论你怎么努力，都跨不过去。把标准稍稍降低一些，你就可以跨过这个栏杆了。因为你的标准降低了，自我差异将不再是问题。"来访者工作表 12：修改我的标准或期望"会帮助你仔细地评估一些标准。

减少自我差异：采用新的方法来达到目标

还是用跨栏来打比方。要跨越栏杆的另一种方法是改进你的训练方法。比如你可以把新的短跑训练加入跨栏训练的整体计划中。同样，涉及自我差异时，你可能需要寻找新的方法来帮你达成目标。比如，你可以学习新的技术或者改变你追求目标的环境。使用这一方法，你就不需要降低标准了。随着时间的推移和付出足够的努力，新的训练方法将帮助你慢慢达到自己的标准。

减少自我差异：专注在你的优点上

如果无论做什么，你好像都没办法跨越栏杆；那么可能是跨越栏杆这个运动并不适合你，你可以把注意集中在其他事情上，比如去公园骑自行车。你可能夸大了一些自我差异的重要性。当然了，有些标准是没办法改变的，所以你不想放弃或者不能放弃。但是如果你不让它们在你的生活中占据最重要的地位，你的生活就会过得更好。比如，你可能多年来都在跟缺乏自信做斗争，然后你因此不断地责怪自己，怪自己不如别人自信。缓解这一压力的方法之一是意识到这是你的一个障碍，然后决定不再把这个障碍当作你生活中最重要的事情，认识到它无法定义你是什么样的人。与其努力地增加自己的自信心，不如将注意放在你的优点上，然后想办法不要让缺乏自信阻碍你做自己想做的事情。

有时，当自我差异被夸大时，它们会让我们看不清楚自己实际上是怎么样的。我们可能会变得非常关注自己的不足之处，而忽略了我们在整体上是怎么做事的。"来访者工作表 13：发现我的优点""来访者工作表 14：我的优点是怎么被藏起来的？"以及"来访者工作表 15：展现我的优点"可以通过让你更加关注自己的优点，来帮助你更清楚地认识自己。

本章的重点是帮助你，让你的自我指导和自我信念更加一致。请记住，这种改变不会在一夜之间达成。在第三章中，你和治疗师探讨了一些最重要的关系，以及它们如何塑造了你对自己的标准和期望。你所探索的关系可能源于你的童年，与它们相关的标准和期望也已经持续了很久。到现在为止，你可能从未质疑过它们。你的自我信念也是如此：你花了很多年的时间形成了对自己的看法，也许从没有人改变过你对自己的看法。和学习任何新技能一样，学习怎么调整标准并用更加平衡的方法看待自己，是需要经过努力练习的。不过，只要你坚持练习，一定会看到效果！

来访者工作表 12：修改我的标准或期望

你的一些标准或期望可能会阻碍你的人生，而不是帮助你。本工作表可以帮助你检查这些标准并进行修改。每检查一个标准，都需要用到一张本工作表，你可以根据需要复印本工作表。

你当前的标准或期望：

_____

这个标准是否与让好事发生或避免坏事发生有关？换句话说，它是否与你想成为什么样的人或你觉得自己应该成为什么样的人有关？

_____

_____

你觉得这个标准是从哪里来的？它对你自己很重要还是对其他人很重要，或者对两者都重要？

_____

_____

达到这个标准对你来说意味着什么？你具体有什么期望？你必须做什么来达到该标准？你怎么知道自己是否已经达到了标准？

_____

_____

有没有可能达到这个标准并且一直保持下去？如果有可能，你需要付出多少努力？

_____

_____

当你达到了这个标准或期望时，会发生什么？

_____

_____

当你无法达到这个标准或期望时，会发生什么？

_____

_____

你可以怎么样修改或者换掉这个标准或期望，让它成为你更容易跨越的栏杆？

_____

_____

你修改后的标准或期望：

_____

采用这个修改后的（或新的）标准或期望会给你的生活带来什么好处？

_____

_____

采用这个修改后的（或新的）标准或期望会给你的生活带来什么坏处？

_____

_____

你愿不愿意在短时间内试一下这个新的标准？如果愿意，请决定实验时长（例如，2周），并在下表中记录你的实验结果。在记录结果时，请记录实际的结果、对其他人的影响以及你的感受。

哪些事情进展顺利（积极结果）？	哪些事情进展不顺利（消极结果）？
这些结果与你的预期相比如何？	

来访者工作表 13：发现我的优点

请在下面的空白处列出你的优点（例如，有同情心、幽默、忠诚、可靠），并举例说明这些优点最近在哪些情境下发挥了作用。

你的优点	发挥作用的情境

来访者工作表 14：我的优点是怎么被藏起来的？

如果你觉得很难完成"来访者工作表 13：发现我的优点"，那么说明你的优点可能因为抑郁症被藏起来了。你必定有自己的优点。以下问题可以帮助你思考这些优点是如何隐藏起来的。

在"来访者工作表 13：发现我的优点"中列出优点对你来说有多难？你是否发现你低估了自己的优点，或者认为这些优点并不重要？

_____

_____

_____

_____

有没有朋友或家人因为你自己看不到的一些优点而称赞过你？比如，有朋友说你很善良，但你觉得有点意外。请列出这样的情境。

_____

_____

_____

_____

什么样的想法会妨碍你欣赏自己的优点？比如，你有没有对自己说过"每个人都会这样做"，从而否定自己的善良行为？

_____

_____

_____

_____

什么样的想法可以帮助你更容易认识到自己的优点并给予它们应有的重视？ 例如，你可能需要提醒自己，并非每个人都很善良，你愿意帮助别人对朋友来说意义重大。

　想想你会在哪些情境中注意到自己的优点？ 哪些情境最有可能引发你对自己的积极看法？ 在你的生活中，和哪些人相处的时候会让你对自己感到满意？

　想想你在哪些情境中很少以积极的方式看待自己？ 哪些情境最不可能引发你对自己的积极看法？ 在你的生活中，和哪些人相处的时候会让你对自己感到不满意？

来访者工作表 15：展现我的优点

还有一种找出你的优点的方法，即做一些能展现你的优势之事。在治疗师的帮助下，你可以计划在一些活动中展现你的优点，这样你就可以更清楚地看到自己的优点。

你的作业：你能做些什么来展现你的优点？

_____

_____

_____

_____

可能会遇到什么样的困难或障碍?

_____

_____

_____

_____

你准备如何应对这些障碍?

_____

_____

_____

_____

（完成作业后）：在完成作业的过程中，你发现自己身上有哪些优点？

_____

_____

_____

_____

（完成作业后）：总体而言，进展如何？实际结果与你的预期相比是否存在差距？

_____

_____

_____

_____

本章的重点是改进你追求目标的方式，有两种策略可以使用。这些策略将帮助你更有效地思考并达成目标，且会提供更多的机会让你在日常生活中体验积极情绪。第一种策略关注如何设定和追求目标。对于难以达成的目标，你可以调整对目标的定义以及实现目标的策略，这可以帮助你提高达成目标的速度。第二种策略是查看你关注促进或预防目标的倾向。如果促进目标和预防目标之间的比例失衡，你可以把该比例调整回正确的方向。

定义你的目标

重新定义目标和调整你追求目标的策略可以帮助你提高效率。本章第一部分的重点是制定明确的、现实的目标所需的步骤，并为实现这些目标制订有效的策略。

有效地追求目标的第一步是确保你的期望是合理的和可实现的。换句话说，设定**现实**的目标很重要。在第二章中，我们讨论了一个事实，即非常抽象的目标是很难实现的。例如，你可能有一个目标是想成为一个好妈妈。这个目标的问题是"好妈妈"的定义可能每天都在变化。今天，做一个好妈妈可能意味着带孩子去看儿科医生。明天，做一个好妈妈可能意味着陪孩子一起玩。

这种抽象的目标很常见，但它有一个很严重的问题：如果你不是一个好妈妈，就说明你是一个坏妈妈。这种目标没有中间立场。而且，这种目标很模糊，所以很难判断你是否有进步。什么样的标尺可以用来衡量你作为妈妈的表现呢？如果没有这样一把标尺，就很难判断你现在走到哪一步了，以及你还需要走多远。

无论对你来说"好妈妈"意味着什么，这个目标是很合理的，但如果你的目标更具体，就更容易了解你在这方面的表现。例如，你可以把做一个好妈妈定义为"认真倾听孩子的烦恼"。目标越具体，我们就越容易把它做好。一个更具体的目标可以是，每周六晚上和孩子聊聊天，问问孩子这周有什么开心和不开心的事情。这个目标更好，因为它更明确。如果你上个月和孩子聊了 4 次，你就完全达成了目标。如果你只和孩子聊了 3 次，那么你也达成了 75% 的目标。

制定更具体的目标有时需要把大目标分解成几个小目标。例如，要实现"想拥有一个整洁的家"的目标，可能需要好几个步骤，你可以关注一系列小目标，而不是关注"整洁的家"这个让人不知道该从哪里开始的大目标。首先，你可以把家里扔得到处都是的衣服收好，接着扫地和拖地，再接着擦玻璃，等等。这些步骤中的每一个小目标都还可以进一步分解。如果你周末只有 30 分钟可以花在家里，就可以从整理客厅里的衣服开始。

除了使目标更加明确和具体之外，你还可以通过改变目标的某些要素来使目标更加现实。例如，你可以更改时间范围。也许你已经决定存够今年夏天去旅行的钱，但由于意外的开支不断出现，因此存够这些钱要花费比预期更长的时间。这时，把旅行推迟到明年夏天可能更现实，并且可以减少你的失望和沮丧。

在某些情况下，你可能需要优先关注其他目标。例如，和朋友吵架后，你真的很想念他，并且想跟他和好。你想修复和朋友的关系的目标可能涉及许多步骤，首先关注一个比较温和的目标也许会有所帮助，比如，给这个朋友的朋友圈点个赞。

　　"来访者工作表 16：设定切合实际的目标"可以帮助你确定你的目标是否现实、明确。在为一个目标而努力时，有效的做法通常是重新评估这个目标是否合理。如果从一个不切实际的目标开始，你可能马上就会失败。旁观者对你的目标的看法通常是有帮助的，而治疗师就可以帮你评估目标的现实程度。

取得进展的策略

　　在有了一个具体而现实的目标之后，下一步就是为实现目标制订一个经过深思熟虑的计划。"来访者工作表 17：评估我如何实现目标"要求你回想一个很难实现的目标。评估你过去尝试过的策略——哪些有效，哪些无效？想一想实现该目标还有哪些不同的方式——你还能采取哪些更有效的策略或方法？

　　在思考实现目标的策略时，我们的思维有时可能很受局限，只能看到一种实现目标的方法，很难看到其他可能性。如果你遇到了这一问题，听听其他人的意见通常会有帮助。治疗师可能有一些想法，你也可以从支持你的家人、朋友、同学或同事那里得到一些建议。注意，不要立即放弃看起来有点蠢或不切实际的想法，有时，对不同的方法持开放态度会有好处！与他人交谈和进行头脑风暴有助于你让视野变得开阔。

重塑平衡：关注促进和预防

　　你已经学会在日常情境中检测你的目标和标准了，也与治疗师讨论了这些情境中出现的共同主题。"来访者工作表 9：我的情境中的常见主题"的第一个问题就询问了你在日常情境下对目标的了解。如果你和许多与抑郁症做斗争的人一样，可能会观察到你没有太多的促进目标——换句话说，你不太参加让你觉得开心或有成就感的事情。

你和治疗师一直在努力纠正促进和预防之间的不平衡。在第四章中，你首先查看了自己的日常活动，并特别留意了在日常生活中缺少什么。你也开始尝试每周增加愉快的活动（以促进为重点的行为），这是一种重塑平衡的好方法，这样你就有更多的机会体验成就感和愉悦感了，还能在促进目标上取得进展。

使用"来访者工作表18：促进和预防——我的关注点在哪里？"，请你思考从自己的整体倾向中学到了什么？在你的生活中，你是否在促进活动和预防活动之间取得了平衡？还是你过度关注其中一方呢？在"来访者工作表19：促进和预防——改变我的关注点"中，请你想想促进目标和预防目标的收益和代价，并在某些情境下试着关注不一样的重点，走出自己的舒适区。例如，如果你在与某个家庭成员谈话时倾向于以预防为重点（比如，你的目标是不让母亲生气），那么你可以考虑将重点放在不同的目标上（比如，问一些以前没有问过母亲的问题，了解一些新信息，来改善你和母亲之间的关系）。

第七章指出，改变你的自我指导和自我信念不是一天就能完成的，本章所涉及的改变也是如此。如果你和许多与抑郁及焦虑做斗争的人一样，那么在许多情境下，你可能倾向于预防目标。本治疗项目的目标不是让整个天平向反方向倾斜——那将是一个非常不切实际的目标！相反，本治疗项目的目标是让你意识到自己的倾向，并让你想想仅关注预防目标有没有可能在很多情境下是不合适的。可以回想第二章讨论过的内容：促进目标和预防目标都很重要——过犹不及，我们需要找到平衡点。

来访者工作表 16：设定切合实际的目标

你可能有很难实现的目标，或者正试着为自己设定一个新目标。本工作表可以帮你看看这个目标是否现实。如果这个目标不现实，本工作表也可以帮你想想怎么修改目标。将本工作表多复印几张，每次需要评估自己的目标时，你都要用到一张新表。

初始目标：_____

第一步：这个目标有多现实？

有可能实现这个目标吗？如果一个朋友告诉你这是他的目标，你认为这个朋友实现这个目标的可能性有多大？

_____

_____

_____

你有没有实现目标所需的资源或技能？

_____

_____

_____

是否有你无法控制的障碍会阻止你实现这一目标？（例如，如果你的目标是加薪，但你的老板非常小气，那么无论你的工作表现怎么样，都很难达成目标。）

_____

_____

_____

第二步：如果你的目标**不太**可能实现，请想想下面这些问题来修改目标。

如果目标过于艰巨，是否可以将它分解为几个小一点的目标？

_____

_____

_____

在这些小目标中，是否有一些目标很快就能实现？（例如，如果你想有一个健康的身体，是不是可以在今晚吃一顿健康的晚餐？）

_____

_____

_____

如果你去学习一些新技能，这个目标容易实现吗？如果容易实现，你想学习什么新技能呢？

_____

_____

_____

如果更改目标的某个部分，目标会变得更现实吗？

_____

_____

_____

调整好的目标：_____

　　注意：在写下调整好的目标之后，需重复第一步，来确保调整好的目标是现实的。如果目标还是不现实，就重复第二步来修改这个目标，直到找到一个现实的目标为止。

　　在你开始朝着这个目标努力之后，怎么知道自己正在取得进展？

_____

_____

_____

_____

来访者工作表 17：评估我如何实现目标

在"来访者工作表 16：设定切合实际的目标"中，你评估了一个一直难以实现的目标或一个你想开始实现的新目标。下一步是看看如何开始取得进展。本工作表会帮你评估实现目标的方法是否有效。

写下一个你难以实现的目标。确保你已经完成了"来访者工作表 16：设定切合实际的目标"，以保证你正在追求的目标是现实的。

现实的目标：_____

你试了哪些方法来实现这一目标？

_____

_____

_____

_____

你还可以尝试其他什么方法？如果你想不到其他方法，可以和你信任的朋友、家人一起头脑风暴，看看还有没有其他好方法。写下其他方法。

_____

_____

_____

_____

评估你列出的方法。分析你可以尝试的每种方法，这个方法的收益和代价是什么？如果你有四种以上方法，请复印这张表来填写后面的内容。

方法	收益	代价
方法 1		
方法 2		
方法 3		
方法 4		

来访者工作表 18：促进和预防——我的关注点在哪里？

根据你现在了解的内容，你是更多地在关注促进目标（让好事发生）还是预防目标（避免坏事发生）呢？

_____

_____

_____

_____

你认为你的这种倾向是从哪里来的？你认为这种倾向是怎么开始的？是从什么时候开始的？为什么这种倾向在那个时候对你很有帮助？

_____

_____

_____

_____

在什么情境下，你会更倾向于促进目标（例如，兴趣爱好、和亲人沟通、练习新技能）？

_____

_____

_____

在什么情境下，你更可能倾向于预防目标（例如，工作、学校、财务状况、和某些人来往）？

_____

_____

_____

来访者工作表 19：促进和预防——改变我的关注点

回想一下你到目前为止在本治疗项目中了解到的关于自己的一切，更关注促进目标对你来说有哪些收益和代价？

更关注促进目标的收益	更关注促进目标的代价

回想一下你到目前为止在本治疗项目中了解到的关于自己的一切，更关注预防目标对你来说有哪些收益和代价？

更关注预防目标的收益	更关注预防目标的代价

列出一些情境，在这些情境中，你倾向于更关注预防目标，但更关注促进目标可能更有帮助，会产生更好的结果。

情境 1＿＿＿＿＿＿＿＿＿＿＿＿＿＿＿＿＿＿＿＿＿＿＿＿＿＿＿＿＿＿＿＿＿＿

＿＿＿＿＿＿＿＿＿＿＿＿＿＿＿＿＿＿＿＿＿＿＿＿＿＿＿＿＿＿＿＿＿＿＿＿＿＿＿

＿＿＿＿＿＿＿＿＿＿＿＿＿＿＿＿＿＿＿＿＿＿＿＿＿＿＿＿＿＿＿＿＿＿＿＿＿＿＿

＿＿＿＿＿＿＿＿＿＿＿＿＿＿＿＿＿＿＿＿＿＿＿＿＿＿＿＿＿＿＿＿＿＿＿＿＿＿＿

情境 2＿＿＿＿＿＿＿＿＿＿＿＿＿＿＿＿＿＿＿＿＿＿＿＿＿＿＿＿＿＿＿＿＿＿

＿＿＿＿＿＿＿＿＿＿＿＿＿＿＿＿＿＿＿＿＿＿＿＿＿＿＿＿＿＿＿＿＿＿＿＿＿＿＿

＿＿＿＿＿＿＿＿＿＿＿＿＿＿＿＿＿＿＿＿＿＿＿＿＿＿＿＿＿＿＿＿＿＿＿＿＿＿＿

＿＿＿＿＿＿＿＿＿＿＿＿＿＿＿＿＿＿＿＿＿＿＿＿＿＿＿＿＿＿＿＿＿＿＿＿＿＿＿

情境 3＿＿＿＿＿＿＿＿＿＿＿＿＿＿＿＿＿＿＿＿＿＿＿＿＿＿＿＿＿＿＿＿＿＿

＿＿＿＿＿＿＿＿＿＿＿＿＿＿＿＿＿＿＿＿＿＿＿＿＿＿＿＿＿＿＿＿＿＿＿＿＿＿＿

＿＿＿＿＿＿＿＿＿＿＿＿＿＿＿＿＿＿＿＿＿＿＿＿＿＿＿＿＿＿＿＿＿＿＿＿＿＿＿

＿＿＿＿＿＿＿＿＿＿＿＿＿＿＿＿＿＿＿＿＿＿＿＿＿＿＿＿＿＿＿＿＿＿＿＿＿＿＿

情境 4＿＿＿＿＿＿＿＿＿＿＿＿＿＿＿＿＿＿＿＿＿＿＿＿＿＿＿＿＿＿＿＿＿＿

＿＿＿＿＿＿＿＿＿＿＿＿＿＿＿＿＿＿＿＿＿＿＿＿＿＿＿＿＿＿＿＿＿＿＿＿＿＿＿

＿＿＿＿＿＿＿＿＿＿＿＿＿＿＿＿＿＿＿＿＿＿＿＿＿＿＿＿＿＿＿＿＿＿＿＿＿＿＿

＿＿＿＿＿＿＿＿＿＿＿＿＿＿＿＿＿＿＿＿＿＿＿＿＿＿＿＿＿＿＿＿＿＿＿＿＿＿＿

　　从上面所列的情境中找出一个你觉得可以试着关注促进目标的情境。你会如何用不同的方式思考这个情境，从而更关注如何让愉快的事情发生？

_____

_____

_____

_____

　　你觉得在这个情境中试着关注促进目标会有什么问题或阻碍吗？如果你觉得有，请写下可能有什么问题或阻碍，再写下你可以采取什么措施来应对它们？

_____

_____

_____

_____

　　在你完成计划后，回答以下问题，来看看改变关注点之后的效果。

　　这次你主要关注促进目标，这有没有改变你之前对这个情境的看法？

_____

_____

_____

_____

这次你主要关注促进目标，这有没有改变你做完这件事情之后的感受？

_____

_____

_____

_____

这次你主要关注促进目标，对你在这个情境下所做的事情或结果有影响吗？

_____

_____

_____

_____

其他人有什么反应（如果还有其他人参与）？

_____

_____

_____

_____

确定完美主义标准

许多抑郁症患者的标准非常高——高到几乎没有人能达到。你可能对**完美主义**这个词很熟悉，这在抑郁症中很常见。看看以下特征是否符合你：

■ 对自己有极高的标准；

■ 觉得他人对自己有极高的期望；

■ 经常自我批评，只要觉得自己没有达到自己的高标准，就对自己非常苛刻；

■ 如果你没有达到他人的期望，就觉得别人会拒绝你或对你非常失望。

如果以上特征中的某一些或全部符合你，那么你的高标准可能会妨碍你的生活。完美主义不一定意味着你在生活的所有方面都有高标准。比如，当谈到卫生时，你可能非常完美主义。你可能坚持厨房要一尘不染，所有东西都要整整齐齐，地板也要很干净，不然你就不会邀请别人到你家来。你可能会觉得别人会根据你家里的卫生状况来评价你。但是在工作中，就算你提交了一份有错别字的报告，你也觉得没有什么关系。

"来访者工作表 20：识别完美主义标准"可以帮助你和治疗师看到你生活中的哪些地方存在完美主义标准和目标，哪些地方没有完美主义标准和目标。你需要思考这些高标准的来源，虽然你可能不知道，特别是如果你很长时间以来一直持这些标准。有些人可能了解这些标准是怎么来的。例如，一个有完美主义的工作狂可能是在一个有类似高标准的家庭中长大的。在整个童年期，他的父母经常告诉他，必须把所有事做到尽善尽美。如果你不知道自己的完美主义源于哪里，你可以先不填这部分工作表，找治疗师讨论一下。

修改完美主义标准

有完美主义的人常常不愿降低他们的标准。追求高标准并努力做到最好并没有错。但是，当谈到完美主义时，人们有时对自己的要求过于刻板，当他们无法始终达到标准时，就会过于自我苛责。在这种情况下，完美主义就不再对自己有帮助了。因为觉得自己不够好而不停地折磨自己，这可能不是你想过的生活。

你有没有注意到你的完美主义有双重标准？比如，你在"来访者工作表20：识别完美主义标准"中找到的那些？也许，你觉得朋友的房间很乱是没有关系的（"他只是太忙了"或者"没关系啊，我不在乎，他是一个很值得交往的朋友"），但当你的房间很乱时，你就觉得自己是一个又懒惰又邋遢的人。是不是很耳熟？

你愿意对别人放宽要求，但不愿意对自己降低标准。但是，如果这些目标和标准没有帮助到你，就是时候重新进行评估了。使用"来访者工作表21：修改完美主义标准"，治疗师将跟你一起用现实的眼光评估你的完美主义目标和标准，并探索比较温和的替代方案。例如，对于"我必须一直查看电子邮件"这个目标，一个较为温和的版本是"我每天查看电子邮件两次"。"来访者工作表22：修改完美主义标准——代价－收益分析"需要你想想保持现有的完美主义标准的收益和代价，以及更改这些标准的收益和代价。当你发现在生活中继续追求完美主义目标的代价大于收益，或者设定不同的目标有重要的潜在收益时，"来访者工作表 23：修改完美主义标准——尝试新标准"将帮你尝试新的、更现实的标准。

本章的工作表看似简单，但如果你是一个长期与完美主义做斗争的人，就会明白改变标准有多困难。因此，当你认真地审视你的完美主义标准如何影响你的生活、情绪和对自己的看法时，与治疗师密切合作就是很重要的。正如在本治疗项目中讨论的许多改变一样，着手处理高标准也需要时间。

你可能在某些方面还没准备好改变标准，这样也没关系。治疗师可以帮助你找到一个更容易改变的领域。当你开始看到这些变化的收益时，就会想把这些变化用到你生活的其他方面了。

来访者工作表 20：识别完美主义标准

想一想你最追求完美主义、最严重或者标准最高的领域。例如，关于家庭问题，你是不是觉得必须一直耐心地倾听孩子？为了保持健康，你是不是觉得必须每周坚持跑步 6 天？在办公室里，你是不是一收到邮件就想立刻回复？列出五个最难达到的完美主义标准或目标。

1._____

2._____

3._____

4._____

5._____

你认为这些标准或目标来自哪里？你是从什么时候开始有这些标准的？谁告诉你这些标准很重要？你为什么选择使用这些标准？

_____

_____

_____

_____

　　想一想你最不追求完美主义的或标准比较低的领域。例如，在吃饭时，你是不是有时随便吃一点东西也没有关系？关于家务，你有没有觉得往沙发上丢几件衣服也没有关系？在保持健康方面，你是不是常跟自己说"我有空了再去锻炼身体"？列出五个最不追求完美主义的标准或目标。

1.＿＿

2.＿＿

3.＿＿

4.＿＿

5.＿＿

　　你认为这些标准或目标来自哪里？为什么你可以接受在这些领域里把标准定得比较低？

＿＿＿

＿＿＿

＿＿＿

＿＿＿

来访者工作表 21：修改完美主义标准

回顾在"来访者工作表 20：识别完美主义标准"中找到的五个最追求完美主义的标准或目标，并回答以下问题。根据需要将本工作表多复印几张，针对每个标准或目标，你都要用到一张新表。

完美主义的标准：＿＿＿＿＿＿＿＿＿＿＿＿＿＿＿＿＿＿＿＿＿＿＿

具体做到什么行为算达到该标准？	
请说出一个始终完全符合该标准的人。你怎么知道这个人始终完全符合该标准？	
据你估计，总人口中有多大比例的人能够始终完全达到该标准？	
你有多大可能始终完全达到该标准？	
写出一个你觉得很成功的人，虽然他也没有达到该标准。	

来访者工作表 22：修改完美主义标准——代价 – 收益分析

把每一个完美主义标准或目标改成一个更温和的标准或目标。本工作表要求你思考完美主义标准和比较温和的标准各自的收益及代价。

完美主义标准或目标的代价	完美主义标准或目标的收益
修改后标准或目标的代价	**修改后标准或目标的收益**

来访者工作表 23：修改完美主义标准——尝试新标准

你已经为你的完美主义标准或目标找到了一些合适的替代方案。尝试用其中的一个标准进行一周的实验。在这个实验中，请注意实际的结果，你对替代标准的满意度以及你对自己的想法或感受。使用本工作表记录你的实验。

正在尝试的新标准：_____

用比较温和的标准的实际后果是什么？例如，它是否给你的工作或家庭带来了问题？其他人对这一变化有没有什么评价？你有更多的时间花在其他事情上吗？

_____

_____

_____

_____

_____

你对这个比较温和的标准有多满意？请选择：

○一点都不满意　　　○略微满意　　　○还算满意　　　○很满意　　　○非常满意　　　○超级满意

采用了更加温和的标准之后，你对自己的看法或感觉如何？

_____

_____

_____

_____

第十章　结束治疗和预防复发

为迄今为止在本治疗项目中付出的全部努力鼓掌！你和治疗师已经学到了很多关于自我调节的知识：你的目标和标准，你追求这些目标所使用的方法，以及通常有怎样的结果。在一些遇到问题和困难的领域，你也可以做一些改变来更有效地追求目标。在本治疗项目中，治疗师的目标之一就是教你使用工具，从而延续并推动所取得的进步，因为你的旅程并没有就此结束。

在本治疗项目临近结束时，认识到你已经取得了哪些进步很重要。"来访者工作表24：意识到我的进步"需要你想想自己在应对重要情境时做出的改变。你对这种情境有了不同的看法吗？你是否设定了不同的目标或有了不同的标准？你会用新的方法来应对吗？结果发生了怎样的变化？你对结果有不同的看法吗？其他人是否有新的反应？治疗师可能看到了一些你未曾注意到或忘记的变化，你也应该将治疗师的观察结果添加到工作表中。

制订保持进步的计划非常重要。自我调节对每个人来说都是持续一生的过程。即使在治疗结束后，你也要继续问自己曾在治疗中反复问的那些问题：**我的目标是什么？我想成为什么样的人？我认为我应该成为什么样的人？**你对这些问题的回答可能会随着时间的推移而改变，但到目前为止，我们希望专注于你最直接的目标。"来访者工作表25：靠我自己——保持进步"可以帮助你为治疗后的持续工作设定切实可行的目标，并制订保持进步的计划。

在日常生活中保持健康的自我调节

首先回顾一下你在本治疗项目中取得的进步，并找出你希望在治疗结束后在哪些方面继续工作。但要记住，即使是最合理的目标和最精心制订的计划，如果从不付诸行动，也是没有意义的。保持动力去实现你的目标的确很困难，但我们希望你把专注于目标作为日常生活的一部分。例如，当你吃早餐或早上刷牙时，可以花几分钟思考这些事情。"来访者工作表26：成为我想成为的人"和"来访者工作表27：具有挑战性的情境"可以帮助你做到这一点。

"来访者工作表26：成为我想成为的人"要求你找到你每天想做的一件事。它可能是一个特定的目标（例如，"陪我的猫玩10分钟"）、一种行为（例如，"在社交媒体上花更少的时间"）或一个特征（例如，"更加自信"）。请务必选择对你很重要并且当天就可以完成的事情。想一想，你将在什么时间、什么地方有机会实现这个目标、完成这个行为或表现出这个特征。因为记住要做这件事可能挺难的，所以要计划好怎么记住做这件事（例如，你会在手机上设置提醒闹钟吗？你会给自己留一张便利贴吗？）。

"来访者工作表27：具有挑战性的情境"也需要你思考一些你想做的事情，但这张表主要关注具有挑战性的情境。难以应对的情境总会出现，每个人都无法避免。当你即将面临困难时，提前设定应对计划，并想好在这些挑战之下最重要的是什么，会很有帮助。压力情境可能无法避免，但你可以让自己更满意地处理好这些压力情境。当你知道即将面对一个具有挑战性的情境时，可以使用"来访者工作表27：具有挑战性的情境"来帮助你做好应对准备。

治疗结束后会发生什么

对治疗结束感到焦虑和不确定是非常正常的。很多来访者都会担心，不知道接下来会发生什么，也不确定他们是否可以独自处理自己的事情。在这里，我们列出了来访者在治疗结束时经常提出的几个问题，并回答以下问题。我们鼓励你与治疗师讨论你的恐惧、担忧或怀疑。在本章的最后，我们提供了一个工作表，让你可以记录治疗师针对你的情况而推荐的具体计划。

■ **问题：我害怕没办法一个人处理好这些事情。**

——回答：自我系统疗法是一种基于技能训练的治疗项目。它的优点之一就是以让你学会独立地使用这些技能为总目标。无论你有没有注意到，你和治疗师都一直在努力实现这一目标。或许，你可以比你想象中处理更多的事情，虽然有时你也可能遇到困难。你和治疗师将用"来访者工作表28：结束治疗后的自我监督和应对计划"来制订一个计划。这样，你就可以清楚地知道，如果你的努力不起作用，该怎么办了。

■ **问题：如果我把学的东西都忘了，该怎么办？**

——回答：本工作手册可以帮助你记住所学的东西并继续使用它们。你可以随时查阅本工作手册来进行回顾。建议你多复印一些来访者工作表，并定期使用它们。

■ **问题：如果我的抑郁症复发了，该怎么办？**

——回答：这的确是可能发生的情况。抑郁症是一种会反复发作的疾病，许多人在一生中经历过不止一次抑郁症发作。最重要的是监控自己的情况，当你觉得情况在恶化时，就可以尽早采取行动。使用"来访者工作表28：结束治疗后的自我监督和应对计划"，你和治疗师将创建一个可以自行实施的监督计划。这个计划会总结一系列危险信号——表明抑郁症复发的迹象或症状。

■ **问题：如果我遇到了在治疗中从没讨论过的新问题，该怎么办？**

——回答：你在本治疗项目中学习的技能可以广泛应用于应对许多问题。你可能会发现，在一个新问题上使用这些技能需要付出更多的努力。但你至少可以尝试一下，这种尝试也可能让你感到愉快。但如果你感觉被卡住了，并看到了抑郁症复发的危险信号，我们也已经有一个计划来应对这个情况。

当你有了一个保持进步和应对挫折的计划，你就可以独自上路了。你可能还没有准备好，但没有关系。虽然你可能对结束治疗感到焦虑，但这并不意味着一定会发生什么坏事。你有没有发现，这些担忧是聚焦在预防目标上的？在这种情况下，如果关注预防目标能够温和地提醒你结束治疗并不意味着你不再需要做任何工作了，那么关注预防目标可能对你有一定的帮助。当你独自工作时，请经常看看这一页并问自己以下问题。

■ 我对自己的标准或期望是什么？别人对我有什么期望？这些标准对我来说重要吗？它们是否可实现？

■ 我是否正在努力平衡促进目标和预防目标？

■ 当我对某个特定情境感到不高兴或苦恼时，我是否会问自己：我的目标是什么？

■ 我是在设定现实可行的目标，还是在为注定失败做准备？

如果你发现自己在这些方面有不足之处，请记住，本工作手册可以帮助你重回正轨。你复习得越多，重复练习得越多，这些技能成为你的"第二天性"的可能性就越大。

来访者工作表 24：意识到我的进步

　　你和治疗师讨论了你努力达成重要目标的许多情境。当你快完成治疗时，看看你追求目标的方法是如何随着时间的推移而改变的，这会对你非常有帮助。

　　简单地描述一种对你很重要的常见情境（例如，与你的伴侣商量买一件贵重物品）：

_____

_____

_____

_____

你的老方法

　　写下你在开始治疗前或治疗初期是如何处理这种情境的（例如，当你的伴侣不同意你的意见时，你会生气，然后不理他）。

　　你的旧目标和期望：_____

_____

_____

_____

　　你具体说了什么？做了什么？

_____

_____

_____

_____

典型的结果（例如，发生了什么、你的感受和其他人的反应）：

_____

_____

_____

你的新方法

写下你最近是如何处理类似的情境的（例如，尽管你很不开心，但你开始和伴侣讨论折中方案了）。密切关注现在和以前有什么不同。

你的**新**目标和期望：_____

_____

_____

_____

你**最近**说了什么？做了什么？

_____

_____

_____

_____

结果（例如，发生了什么、你的感受和其他人的反应）：

_____

_____

_____

_____

来访者工作表 25：靠我自己——保持进步

当你准备结束治疗时，你仍在很多方面需要继续努力。好消息是你现在有了帮你处理这些事情的知识和技能。本工作表可以帮助你计划达成每个目标的后续步骤。将本工作表多复印几张，针对每个目标，你都要用到一张新表。把它们放在触手可及的地方，以便定期进行查看。

找到你想继续努力或开始努力的目标。目标要具体且现实。请记住，抽象的目标和那些遥不可及的目标都没什么用。

目标：_____

现在你心里已经有了目标，请问自己以下问题。

■ 这个目标是**我**真正想要的？还是**其他人**想要的？请确保目标对**你**来说很重要。
■ 我的标准是不是太高了？我可以努力降低标准吗？
■ 这是促进目标还是预防目标？如果这是一个预防目标（试图避免坏事发生），那么若我专注于促进目标（**让好事发生**），会不会对我更好？
■ 我是否需要学习一些新技能来实现这一目标，是否需要继续提高我现在已经有的技能？
■ 我怎样才能知道自己有没有在这个目标上取得进展？
■ 本工作手册中的哪些工作表可以帮助我更有效地实现这一目标？

这些问题可能会促使你对目标进行一些修改。在你确信自己有一个现实的目标后，制订一个工作计划。想想你的第一步是什么，给自己一个现实的时间表，并尝试预测潜在的障碍。

你的计划：

_____

_____

_____

_____

_____

你预计会遇到哪些障碍？你将如何应对这些障碍？

_____

_____

_____

_____

_____

_____

来访者工作表 26：成为我想成为的人

　　将本工作表多复印几张，你将每天使用它们来帮助你保持进步。**在每天开始的时候**，写下你想成为的人的一个行为（例如，"按时完成任务"）或特征（例如，"更加自信"）。行为或特征要现实而具体。

　　写下你今天要达成的行为、特征或目标。

　　你的目标：_____

　　列出今天可能遇到的情境，这些情境将使你能够练习这个行为、发展这种特征或实现这一目标。怎么确保自己执行这一计划？

　　你的计划：

_____

_____

_____

_____

_____

_____

在一天结束时：

　　你在多大程度上完成了今天的计划？（用 0—5 分进行评定）

0	1	2	3	4	5

完全没有　　　　　　　　　　　　　　　　　　　　　　　全部完成

　　什么样的障碍（例如，实际的事情、想法、感觉或其他人）使你今天难以执行你的计划？下次，你会如何克服这些障碍？

_____

_____

_____

_____

　　如果你能够执行你的计划，它会如何影响你的情绪？

_____

_____

_____

_____

来访者工作表 27: 具有挑战性的情境

将本工作表多复印几张,你将每天使用它们来帮助你保持进步。**在每天开始时**,写下你在这一天将面临的一个具有挑战性的情境(例如,工作任务、学校的作业或与家人沟通等)。

_____

_____

_____

_____

列出你在这种情境下的目标。你想要完成什么目标?在那种情境下,你想成为什么样的人(例如,你想如何表现或如何处理这种情境)?目标应是现实可行的。

_____

_____

_____

_____

在一天结束时,完成以下评分。(用 0—5 分进行评定)

在这种充满挑战性的情境下,你在多大程度上完成了你的目标?

0	1	2	3	4	5
完全没有					全部完成

你在充满挑战性的情境下的目标包括让好事发生吗？

0	1	2	3	4	5

完全没有   全部完成

你在充满挑战性的情境下的目标包括避免坏事发生吗？

0	1	2	3	4	5

完全没有   全部都是

你从这一很有挑战性的情境中学到了什么？在未来的情境中，对你有何助益？

_____

_____

_____

_____

来访者工作表 28：结束治疗后的自我监督和应对计划

本治疗项目的总结包括一份详细的个人计划，可帮助你监控自己的情绪，并在你认为情绪开始恶化时做好准备。在计划的第一部分，找出你的危险信号，即情绪、身体症状、想法或行为，作为情绪恶化的预警信号。试着回想你过去注意到的最早期的抑郁症发作预警信号，它们往往是最有用的。例如，有些人注意到，他们会变得不想出门；有些人则是即使睡了一个好觉，也一直感到疲倦。

我的危险信号
1.
2.
3.
4.
5.
6.

现在，你了解了自己的危险信号，你会怎么监测它们呢？有时，抑郁会逐渐加重。就像糖尿病患者需要定期监测血糖水平一样，定期自查对抑郁症患者也很重要。你将如何继续检查自己的情绪，以便尽快发现预警信号？寻求亲人的帮助可能会有用，其他人也可能注意到你看不到的变化。

我的情绪检查计划
我将监测的信号或症状：
我将如何监测我的信号或症状（例如，坚持在评分表上做记录、回顾我过去一周的活动、与值得信赖的亲人联系）：
我监测的频率（推荐每周监测一次，最少也要每月监测一次）：
如何记住进行自我监测（例如，使用日历或电话提醒）：

接下来，制订一个应对计划，在出现危险信号时立即实施。应对计划包括你自己可以做的事情和别人可以帮你做的事情。你自己可以做的事情包括：使用本工作手册里的工作表和本治疗项目中的其他练习，增加身体锻炼（例如，散步），做一些你喜欢做的事情（例如，看一部你喜爱的电影）。别人可以帮助你的事包括向支持你的朋友寻求帮助，把你的感受告诉伴侣，和家人一起制订计划等。

我可以自己做出的应对
1.
2.
3.
4.
5.
6.
7.

在别人的帮助下，我可以做出的应对
1.
2.
3.
4.
5.
6.
7.

如果你已经尝试了所有方法，但还是很挣扎，也许你需要寻求专业帮助。在治疗师的帮助下，写下一些可以寻求专业帮助的资源和途径。

寻求专业帮助的资源和途径

作者介绍

卡里·M. 埃丁顿（Kari M. Eddington）博士，临床心理学家，美国北卡罗来纳大学格林斯博罗分校心理学副教授以及抑郁症治疗和研究项目主任。她在美国印第安纳大学布卢明顿分校获得心理学博士学位，研究重点是抑郁症的动机因素。

蒂莫西·J. 施特劳曼（Timothy J. Strauman）博士，临床心理学家，美国杜克大学心理学和神经科学系教授以及精神病学和行为科学教授。他将行为科学和脑科学研究转化为精神障碍的治疗和预防干预措施。他最近的研究包括自我系统疗法的发展；结合心理治疗和经颅磁刺激，创造更有效的抑郁症治疗方法；探索抑郁症中性别差异的出现；创建抑郁症易感性的自我调节模型。

安杰拉·Z. 菲特（Angela Z. Vieth）博士，美国杜克大学客座助理教授和心理学本科生研究副主任。她在美国密苏里大学哥伦比亚分校获得临床心理学硕士和博士学位，并在美国威斯康星大学麦迪逊分校和杜克大学完成博士后工作。她的研究和教学兴趣介于临床心理学和社会心理学之间。

格雷戈里·G. 科尔登（Gregory G. Kolden）博士，美国威斯康星大学麦迪逊分校精神病学和心理学教授、心理学培训项目主任、首席心理学家。他的研究重点是评估行为干预的有效性，以及这些治疗对精神病患者（如情绪障碍门诊患者）和医疗人群的作用机制。他的工作包括心理治疗关系要素的元分析检验，以及使用结构方程模型检验非特异性治疗变化过程（例如，治疗关系）在实证支持的治疗中的作用。